Steed Dölger
Liefde - De bestemming van de mens

Steed Dölger

LIEFDE

De bestemming van de mens

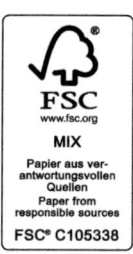

Copyright van de nederlandse uitgave © 2016 Steed Dölger
Contact: www.steed-doelger.de

Copyright duitse uitgave © 1993 Steed Dölger
Twede, herziene oplage 2004, aangepast 2009,
derde oplage 2016, ISBN 978-3-741-26643-0 (duitse uitgave)

Dit boek is in meerdere talen verschenen (zie pagina 83)
Vertaald uit het Duits door
Dorian C. Schmidt en Marianne Nutters, April 2010

Grafische vormgeving: Sevira Patricia Landsberg, Troisdorf
Contact: www.sevira-consult.de

Titelfoto: Tempel van Sathya Sai Baba
In Hoofd-Ashram Prashanti Nilayam
in Putthaparti/Zuid-India. Foto: privee

Alle rechten, ook die van het herprinten, ook in
uittreksels, het vervaardigen en verspreiden van copieën
even als de rechten van vertaling liggen bij de auteur.

Print en uitgeverij:
BoD - Books on Demand, Norderstedt
ISBN 978-3-741-28224-9

*Dit boek is toegewijd
aan de goddelijke schepping.
Mogen alle wezens
zich herinneren
aan hun goddelijke Licht.*

Inhoud

Voorwoord   9

Hoofdstukken:

1. *Over het wezen van de Liefde*   11
2. *Over alles wat is*   13
3. *Over het wezen van God*   15
4. *Over het wezen van Lucifer*   17
5. *Over het wezen van de schepping*   20
6. *Over het wezen van de mens*   23
7. *Over de genezing van de mens*   37

8. Over de klank
   - de muziek van de Liefde -   48

9. Over de dans
   - het spel van het Licht -   58

10. Over het Licht en de kleuren
    - het leven is kleurrijk -   62

11. Over communicatie
    - uitwisseling in de kosmos -   68

12. Over jouw Zijn in het heel-Al   74

Over Steed Dölger   81

Contact   82

Voorwoord

Het decennia lange werk als spiritueel leraar hebben mij duidelijk gemaakt, dat in de huidige tijd steeds meer mensen open staan voor hun spirituele ontwikkeling. Ze voelen dat ze ziele-wezens zijn en ze willen leren, hun pad van het Licht bewust te gaan. Dit is ook zinvol, want de kosmische ontwikkeling van de mensheid en de aarde staan op het punt, over te gaan naar het Gouden Tijdperk.

Tijdens deze overgangsperiode moeten echter wereldse bindingen en misvattingen over de Goddelijke Liefde opgeheven worden. Voor de mensheid wordt het tijd, haar eigenlijke bestemming te leven: haar ware Liefde.

Dit vereist, altijd open en eerlijk te zijn. Neem de verantwoordlijkheid voor jezelf. Dagelijkse meditatie en gebed zullen je helpen, zodat de eigenlijke spiritualiteit van de mens in zijn dagelijks leven plaats vindt.

Dit boekje beschrijft het spannenste verhaal van de mensheid. Ik wens mijn lezers een liefdevol en gezegend entrée in zijn spirituele wereld en naar het *Ken jezelf*.

Steed Dölger, Troisdorf, September 2004

Over het wezen van de Liefde

Liefde.
Liefde zonder einde.

Liefde is in alle harten.
Liefde is van vroeg tot laat.
Liefde is de weg, het doel.
Liefde is het Licht der werelden.
Liefde is de grootste scheppende kracht.
Liefde is de wet van de kosmos.
Liefde is in het Licht en het donker.
Liefde is de hoogste energie.

Liefde is het hoogste wezen.
Liefde is zonder grenzen.
Liefde is zonder ruimte.
Liefde is zonder tijd.

1. Hoofdstuk - Over het wezen van de Liefde

Liefde is gek van Liefde.

Liefde is een Zijnstoestand.
Liefde is de oervorm van alle Zijn.

Liefde is de bestemming van de mens.
Liefde is zo mooi, zo zuiver, zo vol kracht.
Liefde is in waken en dromen.

Liefde is het boven en beneden.
Liefde is de orde en de chaos.
Liefde is de trilling en de rust.
Liefde is de cirkel en het spiraal.
Liefde is de overwinning van dat alles.
Liefde is absoluut dé energie.

Liefde is de mensheid.
Liefde is de schepping.
Liefde is de kosmos.
Liefde is het heel-Al.
Liefde is alles.
Liefde is God.

Liefde zonder einde.
Liefde.

2. Hoofdstuk

Over alles, wat is

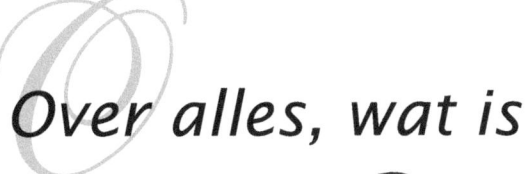

Alles wat is, is klank.
Alles wat is, is kleur.
Alles wat is, is Licht.
Alles wat is, is Liefde.
Alles wat is, is Zijn.
Alles wat is, is God.

Alles wat is, is waar in de Liefde.
Alles wat is, is waar en waarachtig.

Alles wat is, is Liefde, is bewustzijn.
Alles wat is, is van de ene Liefde.

Alles wat is, zingt in het Licht van het Zijn.
Alles wat is, danst in het Licht van het Zijn.
Alles wat is, trilt in het Licht van het Zijn.

2. Hoofdstuk - Over alles wat is

*Alles wat is,
ook het kleinste
kosmisch stofje,
is Al-machtig in zijn bewustzijn.*

*Alles wat is,
ook de kleinste
menselijke cel,
is Al-machtig in haar bewustzijn.*

*Alles wat is en niet gelooft,
Liefde te zijn,
is vanuit dit besef
alweer een kind van de Liefde.*

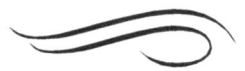

3. Hoofdstuk

Over het wezen van God

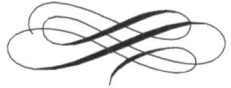

God.

God is.

God is Liefde.

God is in het begin.

God is in het einde.

God is in alles.

God is het niet benoembare.

God is grenzeloos.

3. Hoofdstuk - Over het wezen van God

God is ruimteloos.

God is tijdloos.

God is de overwinning van dat alles.

God is Liefde.

God is.

God.

4. Hoofdstuk

Over het wezen van Lucifer

*Lucifer,
de vermeende vorst van de duisternis,
hij bidt de macht van de Liefde aan.*

*Lucifer,
de miskende,
hij is altijd in het Licht geweest.*

*Lucifer,
de Lichtdrager,
hij draagt de Liefde op handen.*

*Lucifer,
vorst van de bewustwording,
hij was altijd vol van Liefde.*

4. Hoofdstuk - Over het wezen van Lucifer

Lucifer,
hij brengt het Licht.

Lucifer,
hij brengt de mogelijkheid
van bewustwording.

Lucifer,
hij brengt de mogelijkheid,
onderscheid te maken.

Lucifer,
door zijn Licht maakt hij het mogelijk
voor de mens,
in zijn kosmische ontwikkeling te komen.

Lucifer,
door zijn Licht maakt hij het mogelijk
voor de mens,
terug te gaan in het Licht.

Lucifer was nodig
voor de ontwikkeling
van de mensheid
zodat ze niet
in eeuwige duisternis hoefde te leven.

4. Hoofdstuk - Over het wezen van Lucifer

*Desondanks bestaat het donker
op aarde nog steeds,*

*omdat de mens
het donker er nog vasthoudt.*

*In de mens
is het donker nog gebonden, maar*

*in de mens
wordt het donker ook overwonnen,*

*omdat het wezen van de mens
zuivere goddelijke Liefde is.*

Over het wezen van de schepping

*Voor het begin
was noch Zijn noch Niet-zijn,
en God zich niet bewust van zijn Zijn.

In het begin
herkende God zich als geest in het Zelf.

In het begin
was het woord,
en het woord was
het geluid,
de trilling,
de klank AUM,
en deze schepping begon.*

5. Hoofdstuk - Over het wezen van de schepping

En de geest is de Liefde, het eeuwige Zijn.
En de geest is de Al-Ziel.
En de geest is God.

God is de liefhebbende schepping.
God is de Liefde.
God is Liefde.

God
schiep de aarde,
opdat
wezens van de Liefde
aldaar
de Liefde bewust zouden kunnen ervaren.

Want alle wezens
zijn in het Licht en in de Liefde.

Want alle wezens
zijn Lichtwezens van de Liefde.

Een dergelijk wezen van de Liefde is ook de mens.

Hij is Lichtwezen afkomstig van God.

5. Hoofdstuk - Over het wezen van de schepping

Doordat de mens in wezen
gelijk is aan God
kan hij
de materie aanvullen met Licht.

Want mens-zijn betekent:
Drager zijn van het Licht.

Want mens-zijn betekent:
Brenger zijn van het Licht.

Want mens-zijn betekent:
Transformator zijn naar Licht.

Over het wezen van de mens

In het begin
waren hemel en aarde Een.

In het begin
was de mens
nog bewust in de hemelen.

In het begin
had de mens nog niet het vermogen, onderscheid te maken.

Toen ging de mens,
komende uit het Een-zijn,
zijn weg in de dualiteit.

6. Hoofdstuk - Over het wezen van de mens

Toen ging de mens,
komende uit het Een-zijn,
het pad
van bewustwording.

Toen ging de mens,
komende uit het Een-zijn,
via het Licht van bewustwording
het pad des onderscheids.

De mens,
hij is zo vol van Licht en Liefde,
dat hij in zichzelf
de mogelijkheid van afsplitsing schept.

De mens,
hij houdt zo zeer van God,
hij is zo vol van Licht en Liefde,
dat hij het donker van de kosmos
naar zich toe trekt,
om het met zijn Licht te verlichten.

De mens,
hij is zo vol van Licht en Liefde,
dat hij in het donker Licht voortbrengt.

6. Hoofdstuk - Over het wezen van de mens

*Deze hoogste vorm van het zich afsplitsen,
namelijk de ervaring van de dualiteit,
was nodig
voor de ontwikkeling van de mensheid.*

*De ontwikkeling van de mensheid
maakt het echter mogelijk,
deze afsplitsing
in het Gouden Tijdperk te overwinnen.*

*En hoewel hij in het Licht
van de schepping is
en ook een kind van de Liefde,
gelooft de mens vaak niet meer,
dat hij een kind van de Liefde is.*

Dat is de vergissing, waarin hij leeft.

*Dat is de vergissing
die het hem mogelijk maakt,
zich af te scheiden in het donker
van alles wat er is in het Licht.*

6. Hoofdstuk - Over het wezen van de mens

De mens herkent,
door zijn fascinatie
voor de valkuilen van de materie,
zijn ware Zijn in het Licht
niet meer.

Hij identificeert zich niet meer
met zijn Goddelijke Zijn.

Hij gelooft niet meer,
van God te zijn.

Het is tijd voor de mens,
zijn ogen weer te openen
voor het Licht.

Het is tijd voor de mens,
zich bewust te worden van het Licht,
dat hij in werkelijkheid is.

Het is tijd voor de mens,
zijn idee op te geven,
dat de duisternis nog bestaat.

6. Hoofdstuk - Over het wezen van de mens

Het is tijd voor de mens,
het idee toe te laten,
de duisternis te overwinnen,
om de Eenheid bewust te vinden.

Hij kwam niet in de dualiteit terecht
als gevolg van zijn zonden,
nee!

Hij kwam in de dualiteit
en tot bewustwording door het Licht,
als gevolg van de genade van God.

Mens,
besef, het wordt tijd voor je.

De tijd van duisternis gaat over!
Het Licht is weer alomtegenwoordig.

Mens, herinner je,
je bent in het Licht.

Mens, herinner je,
je bent het Licht.

6. Hoofdstuk - Over het wezen van de mens

*Herinner je,
als wezen van het Licht,
dat je wezen Licht en Liefde is.*

*Herinner je,
als wezen van de Liefde,
dat je een transformator naar Licht bent.*

*Transformeer
groffe energie naar lichtrijke.
Transformeer
groffe materie naar Licht.
Transformeer in Liefde
en ga hierdoor
vanuit jouw duisternis naar het Licht.*

*Jij bent Licht.
Jij bent Liefde.*

*Jij bent Licht en Liefde,
zoals Licht en Liefde Een zijn.*

*Jij bent een wezen,
dat dus niet alleen Object
maar ook Subject van de Liefde is.*

6. Hoofdstuk - Over het wezen van de mens

Jij bent een wezen,
wiens vermogen om lief te hebben
buitengewoon is.

Jij bent een wezen,
wiens vermogen om lief te hebben
in zijn hoogste vorm zuivere Liefde is.

Jij bent een wezen,
dat dankzij zijn duale bewustzijn
in staat is,
de Liefde bewust te Zijn.

Dit is op die manier niet eens mogelijk
voor de engelen in de hemelen,
hoewel hun wezen
alomtegenwoordige Liefde is.

Mens, zie in:
dat is het, wat je onderscheidt
van andere wezens.

6. Hoofdstuk - Over het wezen van de mens

Jij bent de schepper
van je Liefde.
Jij bent de schepper
van je Zelf.

Dit is voor jou echter
alleen door de genade van God mogelijk.

Geloof weer in jouw Licht.
Geloof weer in jouw Liefde.
Geloof weer in jouw Goddelijkheid.

Je kunt het.
Gebruik jouw vermogen tot in-zicht.

Je kunt het.
Gebruik jouw vrijheid
om te kunnen beslissen.

Je kunt het.
Gebruik jouw vrije wil
en neem je beslissing.

Kom terug in het Licht.
Kom terug naar het Al-Een-Zijn.

*Neem in jou
de blijdschap van alle Zijn waar.*

*Neem in jou
het zingen in hemelen waar.*

*Neem in jou
de boodschap van het Licht waar:*

*Je bent in het Licht.
Je bent het Licht voor alle tijden.
Je bent dat, wat je bent.
Je bent Een met Alles-wat-is.
Je bent Een met God.*

*De duisternis is overwonnen.
De duisternis is in het Licht.*

Sta open en wees bereid.

*Wees bereid
als Licht-werker
weer terug te gaan
naar het Licht.*

6. Hoofdstuk - Over het wezen van de mens

*Maak je vrij van alle bindingen,
die je nog hebt
met de materiële wereld,
voordat je terug gaat.*

*Herinner je:
Jouw lichaam
is de tempel van jouw Ziel.*

*Herinner je:
Als wezen
van geest en materie
kun je
het donkere van de materie
overwinnen door jouw Licht.*

*Herinner je:
Jouw geest heerst over de materie.
Jouw geest materialiseert zich als Licht.
Jouw geest is Licht in het Licht.*

*Herinner je:
Jouw Licht en jouw Liefde
overwinnen het wiel
van wedergeboorte.*

6. Hoofdstuk - Over het wezen van de mens

Herinner je:
Jij bent zo vol Licht,
dat je geboorte en dood overwint.

De boodschap van de Liefde is:
Mens, overwin jouw beperkingen.
Mens, overwin jouw sterfelijkheid.

Je bent een kind van het Licht,
en alle energieën van het Licht
staan tot jouw beschikking.

Je kunt je lichaam
omvormen tot zuiver Licht
en weer Een-zijn
met het Goddelijke Licht.

Dit is de mooiste boodschap die er is:

Je bent in het Licht.
Je hebt het gehaald.
Ervaar nu jouw Goddelijkheid.

De duisternis bestaat niet echt.
Duisternis bestaat alleen nog
in jouw verbeelding.

6. Hoofdstuk - Over het wezen van de mens

*Maak je los
van jouw inbeeldingen en identificaties.
Maak je los
van jouw bindingen en compromissen.*

*Je bent geen slaaf van de materie.
Je bent het Licht, dat materie Lichtrijker
maakt.
Je bent de macht van het Licht.
Je bent een wezen van de Liefde.
Je bent een wezen van God.*

*De Liefde is de schepper van jouw soort.
De Liefde is, wat je altijd de weg wijst.
De Liefde is, wat je altijd verlicht.
De Liefde is, wat je verbindt.
De Liefde is, wat je in wezen bent.
De Liefde is jouw ware aard.*

*Geloof in jezelf en in jouw macht!
Geloof in de macht van jouw Licht!
Geloof in de macht van jouw Liefde!*

*Niet één enkele menselijke Ziel
gaat verloren
in de schepping Gods!*

6. Hoofdstuk - Over het wezen van de mens

*Niet één enkele menselijke Ziel
wordt vergeten
in de schepping Gods!*

*Niet één enkele menselijke Ziel
valt in de
eeuwige verdoemenis.*

*En de verheugende
Goddelijke boodschap luidt:*

*In het tijdperk van hereniging,
het Gouden Tijdperk,
worden Hemel en aarde weer Een.
Ze worden een in de mens, omdat
de hereniging in hemzelf plaats vindt.*

*Dit is ware vernieuwing.
Dit is ware genezing van het mens-zijn.*

*Alle zielen gaan
terug in het Licht der Liefde.*

6. Hoofdstuk - Over het wezen van de mens

*Verheug je,
alle mensen zullen weer
Een-zijn met God,
want geen mens heeft God ooit verlaten!*

*Verheug je,
hemel en aarde worden weer herenigd.*

*Verheug je,
en vier
dit kosmische huwelijk
in de tuin van je ziel.
Verheug je,
het is jouw opdracht.*

*Verheug je,
het is jouw weg en jouw doel.*

*Verheug je,
God dankt jou,
evenzeer als jij God bedankt.*

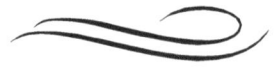

7. Hoofdstuk

Over de genezing van de mens

De Liefde is de hoogste zegen.
De Liefde is het hoogste Licht.
De Liefde is de hoogste Macht.

Alle zielen zijn
Licht en Liefde,
zo ook de ziel van de mens.

Daarom is Liefde
het enige,
wat de mens
ware genezing brengt.

7. Hoofdstuk - Over de genezing van de mens

De mens wordt ziek,
als hij zich van de Liefde afkeert.

De mens wordt genezen,
als hij zich weer naar de Liefde toe keert.

De ware genezing van de mens
geschiedt steeds in Liefde.

De ware genezing van de mens
is altijd ook:
genezing voor de mens,
genezing voor de mensheid,
voor de aarde en de gehele kosmos.

Deze genezing heeft een bijzondere kracht
en doet in jou
de vreugde en de Liefde ontwaken.
Deze genezing leidt je
tot het inzicht,
dat alles verbonden is.

Deze genezing leidt je
tot het inzicht,
je zelf te vergeven
en alle andere wezens.

7. Hoofdstuk - Over de genezing van de mens

Mens, erken,
alle wezens zijn
broeders en zusters
in het Licht!

Erken,
er zal noch onvrede
noch onenigheid zijn,
want in jou is harmonie en vrede.

Hoe kun je nu nog treurig
en verbitterd zijn,
als je de zekerheid hebt,
van God te zijn?

Alle verdriet en verbittering
verhardt je alleen maar,
en dat past niet
bij je ware Zijn.

Jouw ware Zijn brengt
harmonie voor iedereen
en staat ver van alle disharmonie.

Dus wees gelukkig,
omdat je afkomstig bent van het geluk.

7. Hoofdstuk - Over de genezing van de mens

*Hoe kun je denken spiritueel te leven,
als je niet gelukkig bent,
als je nog twijfels hebt,
als je nog boosheid of woede in je voelt?*

*Je bent een wezen van het Licht
en van de Liefde.*

*Je kunt jezelf
accepteren in het spel van het Licht.*

*Je kunt jezelf
kwijtraken in het spel van de Liefde.*

*Je kunt in het spel van de Liefde
zijn zoals je bent.*

Accepteer jezelf, zoals je bent.

*Begrijp,
ieder waarachtig spiritueel leven
vervult je met Liefde.*

*Laat jouw leven
Vol zijn van geluk en vrede.*

7. Hoofdstuk - Over de genezing van de mens

*Laat ieder wezen van het Licht
deelhebben aan jouw zaligheid.*

Herinner je!

*Jouw mens-zijn
Is de hoogste realiteit van het Zijn.*

*Mens,
ken jezelf.*

*Mens,
herken je als je Zelf.*

*Mens,
herken je in alles.*

*Mens,
herken je als Al-eenheid.*

*Mens,
herken je als wezen van God.*

*Mens,
herken je ware Zijn.*

7. Hoofdstuk - Over de genezing van de mens

Mens,
erken, dat je van God bent.

Want van God zijn betekent:

Alles in Liefde te zien.
Alles in Liefde te accepteren.
Alles in Liefde te laten zijn,
zoals het is.
Alles in Liefde lief te hebben,
zoals je eigenlijke aard is.

Daarom gaat het je lukken
jezelf te vergeven.
Daarom gaat het je lukken
iedereen te vergeven.

Vergeven betekent:
alles te accepteren, zoals het is.

Accepteren betekent:
de realiteit erkennen,
zoals je die in jouw wereld waarneemt.

Erkennen van de realiteit
leidt tot zelfkennis.

7. Hoofdstuk - Over de genezing van de mens

Accepteer jezelf volledig.
Accepteer jezelf, zoals je bent.
Accepteer jouw duistere kanten.
Accepteer ze en verlos ze in jouw licht.

Jouw donkere kanten te verlossen
is de belangrijkste,
is de moeilijkste,
is de mooiste taak in je leven.

Onderzoek alles,
wat jou je ziel bewust maakt.

Slechts zo ontdek je jouw bestemming.
Slechts zo word jij je bewust van jouw taak.
Slechts zo vind je ware genezing:

De genezing van
jouw niet-zien van de eenheid.
De genezing van de ijdelheden van je ego.
De genezing van
jouw vastgelopen mens-zijn.

De genezing van
jouw negatieve houding
ten opzichte van God.

7. Hoofdstuk - Over de genezing van de mens

Hou op te klagen over het
schijnbaar zo erge alleen zijn.

Het alleen zijn is slechts een idee van jezelf.

Je bent ook heel, als je Al-Een bent.
Je bent ook in God, als je Al-Een bent.

Treed toe tot het Ene, en wel het Al-Ene.

Communiceer
met alle zielen,
zowel met de zielen van mensen
als ook met de zielen van dieren en planten.

Dat brengt je ware genezing.
Dat is Een-zijn met de geestelijke wereld.

Communiceer met alles wat is.
Daartoe ben jij in staat.

Je bent een wezen van Licht en Liefde.
Dit moet jij jezelf
alleen nog weer herinneren.

*Treed met Liefde in contact
met alles wat is.*

*Aanvaard
je kosmische ontwikkeling.*

*Laat jouw ware mens-zijn weer toe.
Laat jouw ware vorm van Zijn weer toe.
Laat jouw visioenen weer toe.
Laat jouw lachen weer toe.*

*Lachen brengt genezing voor jou en alle
wezens.*

*Lachen betekent: vrolijk zijn.
Lachen betekent: je hart openen.
Lachen betekent: alles in Liefde
met elkaar te verbinden.*

Lach in Liefde, en wek humor in jezelf op.

*Humor
is altijd iets verbindends,
iets vriendelijks
in de ogenschijnlijke chaos
van de menselijke ijdelheid.*

7. Hoofdstuk - Over de genezing van de mens

Juich, lach en leef met humor!

Het is de moeite waard,
want je bent al in de hemelen,
en daar is altijd een juichen, een lachen en
een vrolijk zijn.

Lach, bid, werk en wees gelukkig.

Dank de Schepper,
dat jij dat alles mag.
Dank de Schepper,
dat je mens mag zijn.

Daarom:
Leer te lijden zonder te klagen.
Leer te lijden en wees vrolijk.
Leer te lijden en prijs de naam van God.

Want het leven is mooi.
Want het leven is wonderbaarlijk.
Want het leven is vol Licht.
Want het leven is vol Liefde.
Want het leven is de moeite waard.

7. Hoofdstuk - Over de genezing van de mens

*Dat is de boodschap
van de Liefde aan jouw Ziel.*

*Niets is mooier,
niets is waardevoller voor jou,
dan jouw leven te leven.*

*Mens,
wees blij,
want de tijd van Liefde
en verlossing is aangebroken!*

8. Hoofdstuk

Over de klank
- de muziek van de Liefde -

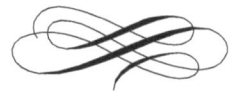

Alles, wat is,
is Liefde, waarheid en klank.

Het universum is klank.
De wereld is klank.

Zelfs de kleinste van jouw cellen
bestaat uit klank,
want Licht en klank zijn een.

Iedere
energetische trilling
uit zich
in haar individuele klank.

8. Hoofdstuk - Over de klank - de muziek van de Liefde -

Deze klank is hoorbar,
toch hoor je hem maar voor een deel
met jouw oren.

Jouw hart echter hoort alle klank,
want met je hart
hoor je de Liefde.

In jouw hart zetelt
de Liefde en de absolute waarheid.

Met jouw hart hoor je,
wat echt is,
want in jouw hart ben je verbonden
met alle Zijn, met alle klank.

Hoor je
de lofzang
van de schepping niet meer,
dan is jouw innerlijk oor afgesloten.

Dan
heb je je verhard
En klink je niet zo,
als je kunt klinken.

8. Hoofdstuk - Over de klank - de muziek van de Liefde -

*Dan geef je je niet over
aan de klank van de schepping.*

*Wil je de klank
weer horen en heel zijn,
houd je dan met muziek bezig,
want ook de muziek kan je genezen.*

*Het is de muziek van de natuur
en de muziek van de kosmos,
die door scheppende wezens,
de Muzen, ontvangen
en dan door begenadigde musici
wordt vertaald in hoorbare muziek.*

Muziek is uitdrukking van Liefde.

*Alle grote musici zijn zo vol van Liefde
dat hun harten
overstromen in klank,
overstromen in de trilling
van de muziek van de Liefde.*

*Want jullie grote componisten
zijn zeer spirituele mensen.*

8. Hoofdstuk - Over de klank - de muziek van de Liefde -

*Ze componeren
de muziek niet echt.*

*Door hun muzen gekust,
vertalen ze de muziek
uit de hemelen.*

*Luister,
zodat jouw hart niet verhardt,
zodat jij je
weer herkent en begrijpt
als broer en zus
van de natuur en de schepping.*

*Het wordt tijd,
je hart daarvoor weer open te stellen.*

*Het wordt tijd,
de natuur en alles
wat daarin leeft en liefheeft,
in Liefde te zegenen.*

Zegen alles, wat op jou weg komt, in Liefde!

*Daardoor kom je
terug in de stroom van je leven.*

8. Hoofdstuk - Over de klank - de muziek van de Liefde -

*Daardoor geef je
de zegen terug,
zoals je zelf
de zegen ontvangen hebt.*

*Ook de engelen
en alle wezens in het Licht
luisteren met aandacht en tederheid
naar de oneindige klank van de werelden.*

*Alles luistert
in verrukking en gelukzaligheid naar de
meest verschillende variaties van klank:
de klank van water,
de klank van een bron,
de klank van een beek,
de klank van een rivier,
de klank van de zee.*

*Water staat gelijk aan reiniging
en is gematerialiseerd
en in klank
gebonden Licht.*

Dus reinig je zelf in deze klank.

8. Hoofdstuk - Over de klank - de muziek van de Liefde -

De klank van het water
treft jou daar, waar het je het meeste raakt.

Het geeft je rust.
Het leidt je terug
naar je eigen klank,
naar je eigen Zijn.

De klank van het water
geneest jou,
als je door jouw
verbondenheid met de materie
niet meer met jouw innerlijk oor luistert.

De klank van het water
opent jouw innerlijk oor
voor de goddelijke trilling,
voor de kosmische klank.

De kosmische klank
is je ware aard,
omdat je een trilling van de Liefde bent.

Dus luister naar
de klank van het water,
zodat je heel wordt.

8. Hoofdstuk - Over de klank - de muziek van de Liefde -

*Zoals deze klank van het water
jou geneest,
zo genees ook jij
het water met jouw klank.*

*En omdat je
een Lichtwezen bent,
kun jij
bronnen,
beken,
rivieren en de zee zegenen,
zodat deze lichtrijker worden
door jouw Liefde,
want de Liefde
is nooit een eenzijdig proces.*

*Zo alleen is het zinvol.
Zo alleen ben jij in de stroom.
Zo alleen ben jij een Lichtwezen.
Zo alleen ben jij een wezen van de Liefde.
Zo alleen ben jij een wezen van de schepping.*

*Wees er zeker van,
het water en de wezens in het water
verlangen naar jouw genezende Liefde.*

8. Hoofdstuk - Over de klank - de muziek van de Liefde -

*Zoals jij helende Liefde bent
voor alle wezens,
zo helen ook jou
alle klanken van de natuur:
het zingen van de wind in de bomen,
het lied van een vogel
en het tjilpen van een krekel.*

*Alle klank van de natuur heelt je.
Alle klank is Liefde, die je heelt.*

*Wie dus denkt,
dat het zingen van een vogel
niets met muziek te maken heeft,
vergist zich.*

Zo eren de vogels de schepping.

*Alles wat de schepper eert,
heeft dezelfde trilling
en is uitdrukking van de ene ware Liefde.*

*Voor jou als Ziele-wezen,
als je niet op de aarde verblijft,
is zingen een natuurlijke staat van zijn.*

8. Hoofdstuk - Over de klank - de muziek van de Liefde -

Ook den engelen zingen in de hemelen.

*Dus kan ook jij je weer ervoor open stellen,
de schepping te prijzen
door jouw zingen.*

*Muziek is
de goddelijke trilling, die je opent.*

*Muziek is
de goddelijke trilling,
die je hart opent
voor de harmonie van alle Zijn.*

*Zing in Liefde,
want
de kosmos is vol klank,
is vol van lofprijzen van de schepping.*

Stel je open voor jouw klank.

Geef je over aan jouw eigen melodie.

*Als je je over geeft aan jouw klank,
geef je je ook over aan jouw eigen melodie.*

*dan
voel je jouw overvloed van Licht.*

*Dan
voel je jouw vermogen om lief te hebben.*

*Dan
luister je naar de goddelijke muziek in jou.*

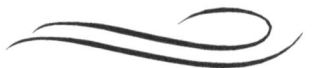

Over de dans
- het spel van het Licht -

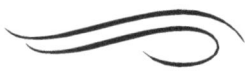

*Shiva danst
de goddelijke dans,
de kosmische rondedans,
de dans van de atomen,
de dans van de schepping.*

*De hele kosmos,
alle wezens,
alle engelen,
alles wat is
is in beweging
en
danst*

9. Hoofdstuk - Over de dans - het spel van het Licht -

*Als wezen van het Licht,
als wezen van de Liefde,
ben ook jij een wezen in beweging,
ben ook jij een dansend wezen.*

*Meebewegen in de trilling betekent:
niet gebonden zijn!*

Dansen betekent: niet gebonden zijn!

*Bewegen en dansen
bevrijdt je
van het spel van de Maya hier op aarde,
en daardoor beleef je
het spel van de Liefde in jou.*

De Liefde is altijd ongebonden.

*De Liefde laat zich niet binden.
De Liefde laat zich niet tegenhouden.*

*Het is een uitdrukking
van de Liefde
om te verbinden,
maar zelf
niet gebonden te zijn.*

9. Hoofdstuk - Over de dans - het spel van het Licht -

Dat is het spel van de Liefde,
en in de dans beleef je
de uitdrukking van klank
in dit spel.

In de dans geef je je helemaal
aan jouw beweging over
en prijst daardoor de schepping.

Iedere enkele cel in jouw lichaam
trilt en danst
de schepping lofprijzend
in het Licht en is Licht.

De dans is een uitdrukking
van jouw dank,
dat je hier op aarde mag zijn.

Deze keer was het niet gemakkelijk,
op de aarde te komen,
want al te veel wezens
zouden willen incarneren
als mens.

Dus dank God
en prijs hem te allen tijden.

9. Hoofdstuk - Over de dans - het spel van het Licht -

Want dit is het hoogste geluk,
wat je je kunt voorstellen.

Wees daarom gelukkig, zing en dans!

Als je zingt en danst,
dan ben je gelukkig,
en dit is de natuurlijke manier
om jouw Zijn uit te drukken
sinds het begin der tijden.

Mens, dans,

om je verbittering,
om je verharding,
om je gerichtheid op jezelf op te heffen.

Mens, dans,

in het licht, omdat je een Licht-danser bent.

Mens, dans,

omdat je als Licht-danser
de schepper prijst door jouw dans,
die vol is van Liefde en overgave.

10. Hoofdstuk

Over het Licht
en de kleuren
- het leven is kleurrijk -

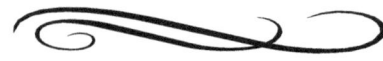

Net zoals de Liefde
zich in klank uitdrukt,
zo drukt zij zich uit
in alle schakeringen van
het Licht.

Deze schakeringen
van het Licht
neem je waar
als kleuren.

Alle Zijn is Licht.
Alle Zijn is Liefde.
Alle Zijn is kleur.

10. Hoofdstuk - Over het Licht en de kleuren - het leven is kleurrijk

Mens, besef,
je bent een kind van het Licht.

Mens, besef,
je bent een kind van de Liefde.

Mens, besef,
je bent een kind van de kleuren.

Jij bent de schilder
van jouw realiteit,
want jouw leven volgt
de schets van jouw ideeën.

En in deze weergave van jouw ideeën
herken je,
dat het leven mooi en kleurrijk is,
omdat het in de stroom van de Liefde is
en jij het mag leven.

Mens, neem dit in acht,
want
jij bent zelf de schepper van jouw wereld.

10. Hoofdstuk - Over het Licht en de kleuren - het leven is kleurrijk

*Mens, neem dit in acht,
zodat je jouw leven
niet grijs en droevig maakt.*

*Jij alleen bepaalt,
hoe kleurrijk jouw leven is.*

Neem de beslissing!

*Ben je kleurrijk en vol Licht,
dan is ook jouw leven kleurrijk,
dan is ook jouw leven vol Licht.*

*Keer je je echter af
van licht en van kleuren,
dan ben je donker
en zal het donker je omgeven.*

*Maar alle verdriet,
alle duisternis en alle bitterheid
zijn slechts gematerialiseerde angsten
en vrezen die jij jezelf inbeeldt.*

*Werk je met kleuren,
dan breng je Licht in jouw leven*

10. Hoofdstuk - Over het Licht en de kleuren - het leven is kleurrijk

Want alle duisternis, alle verdriet
verdwijnt door het kleurrijke Licht.

Zoals de natuur straalt in alle kleuren
van het lichtspectrum,
zo kan ook jij stralen in alle kleuren
van het lichtspectrum.

Breng kleur in jouw bewustzijn,
en jouw leven
verandert in vreugde,
in kalmte
en in de kleurenpracht van deze wereld.

Want je bent een kind van de zon.
Want je bent een kind van het Licht.
Want je bent
de eeuwig helder schijnende gelukzaligheid.

Iedere enkele kleur
symboliseert
een aspect
van jouw bewustzijn,
en de optelsom van alle kleuren
ben jij.

10. Hoofdstuk - Over het Licht en de kleuren - het leven is kleurrijk

*Als je met kleuren werkt,
onderscheid je je
door de kleuren van jouw keuze,
en je krijgt toegang
tot je bewustzijn.*

*Jouw bewustzijn drukt zich ook uit
in de kleur Goud.*

*Want nu breekt
het Gouden Tijdperk weer aan.*

*En in het Gouden Tijdperk is Goud
een natuurlijke uitstraling
van de mens,
omdat hij in God is,
zoals God in hem is.*

*Wie in het Goud is,
kan niet in het donker zijn.
Wie in het Licht is kan niet moedeloos zijn.*

*In het Licht verdwijnen alle schaduwen,
terwijl de verbittering
alleen in het donker kan gedijen.*

10. Hoofdstuk - Over het Licht en de kleuren - het leven is kleurrijk

*Het omgaan met kleuren
is daarom heel genezend voor jou.*

*Want
je bent prachtig kleurrijk.*

*Want
je bent eeuwig.*

*Want
je bent eeuwig kleurrijke gelukzaligheid.*

11. Hoofdstuk

Over de communicatie
- uitwisseling in de kosmos -

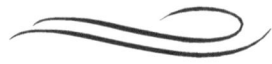

Alle wezens
communiceren met elkaar in het Licht.

Alles is bewustzijn
en met elkaar verbonden.
Alles stroomt, en alles wil in alles zijn
en beseft zijn verbondenheid.

Zo ben ook jij als mens
verbonden met alles wat is,
verbonden
met het gehele Zijn.

11. Hoofdstuk - Over de communicatie - uitwisseling in de kosmos -

*Zo ben ook jij als mens
verbonden en in communicatie
met God.*

*Dit is mogelijk,
omdat jouw ziel,
als mens incarneert,
en tegelijk in de hemelen vertoeft.*

*Daarom is
communicatie
niet alleen
een uitwisseling van informatie,
maar ook
een bevestiging van jouw
kosmisch verbonden zijn.*

*Daarom ben jij
een communicatief wezen.*

*Daarom is dat jouw natuur.
Heb daarom bewust uitwisseling.*

*Herinner je, dat je toegang kunt hebben
tot alle niveaus van jouw bewustzijn.*

11. Hoofdstuk - Over de communicatie - uitwisseling in de kosmos -

*Herinner je, dat je toegang kunt hebben
tot alle incarnaties
en alle cycli van de aarde,
die je ooit doorleefd hebt.*

*Want je bent in het hier en nu
de optelsom van
al jouw ervaringen en incarnaties.*

*En omdat je toegang hebt tot alles wat is,
laat dan jouw bewustzijn
ook communiceren met
jouw donkere kanten,
zodat ze lichter worden.*

*Daardoor leer je,
in Liefde te communiceren
met jezelf,
met alle mensen,
met alle lichtwezens.*

Herinner je, je kunt het.

*Herinner je, je kunt
deze vorm van communicatie
weer toelaten in jouw bewustzijn.*

11. Hoofdstuk - Over de communicatie - uitwisseling in de kosmos -

*Herinner je, je bent op zielsniveau
verbonden met alles wat is.*

*Bedenk, je leeft in een tijd, waarin
je geen bewuste uitwisseling meer hebt
met de planten
en met de dieren.*

*Slechts weinige en zeer wijze zielen weten,
het is mogelijk,
om met de planten-,
met de dieren-,
en zelfs
met de mineraalwereld
te communiceren.*

*Luister,
deze werelden
proberen, met jou te praten,
want van hun kant
is er deze openheid.*

De plantenwereld wijst je daar op:

Open je!

11. Hoofdstuk - Over de communicatie - uitwisseling in de kosmos -

De dierenwereld wijst je daar op:

Open je!

De mineraalwereld wijst je daar op:

Open je!

*Open je hart
en voel jouw verbondenheid.*

*Ga in gesprek met alles wat is,
en treed met alles in verbinding.*

*De Liefde is
de taal van je hart,
de taal,
die alles met elkaar verbindt.*

*Je kunt het,
dus durf het aan.*

*Het hoort bij jouw bestemming,
naar de planten en dieren,
naar de mineralen, alle natuurgeesten,
alle Devas en Engelen te luisteren.*

11. Hoofdstuk - Over de communicatie - uitwisseling in de kosmos -

*Sluit hen in jouw hart
en laat hen deel hebben
aan jouw Liefde.*

*Verruim zo jouw bewustzijn,
want dat is jouw opdracht
in het Licht van de Liefde.*

*Laat de hele schepping evolueren
door de Liefde van jouw hart.*

*Communiceer
en treed met alles in verbinding.*

Want ware communicatie betekent:

*Bewustwording van jouw eigen
allesomvattende goddelijkheid.*

Want ware communicatie betekent:

*Heel worden en Al-Een-Zijn met Alles,
met God.*

Geef dit door aan alle wezens en werelden.

Over jouw Zijn
in het heel-Al

Mens,
maak nu waar,
wat je je voorgenomen hebt
voor jouw huidige incarnatie
als kosmisch bewustzijn.

Mens,
wees blij,
want het rijk der hemelen is nu hier.

Je bent bevrijd, je kunt vervolmaken.

Jouw jubelen zou eindeloos moeten zijn.
Ook jouw dank zou eindeloos moeten zijn.

Jouw dank aan de God van Liefde.
Jouw dank aan de God, die jou verloste.

12. Hoofdstuk - Over jouw Zijn in het heel-Al

Heb dank,
want
je hebt de verlossing reeds ervaren.

Heb dank,
want
nu worden ook
alle andere wezens verlost.

Jouw verlossing
verkreeg je door de genade van God.
De verlossing van alle wezens
geschiedt door jouw genade.

Begrijp,
dat jij verantwoordelijk bent voor alles,
wat er gebeurt.

Zie in,
dat de tijd
van jouw opdracht is gekomen,
alle wezens te verlossen.

Erken,
dat jij een opdracht van het Licht hebt.

12. Hoofdstuk - Over jouw Zijn in het heel-Al

*Erken,
dat jij een opdracht van de Liefde hebt
en dat jij heel wordt
door jouw opdracht voor deze wereld.*

*Zie, dat jij heel wordt
door het oneindig toegewijde werken
ten bate van de schepping.*

*Besef,
mens-zijn betekent: Licht zijn.*

*Begrijp,
mens-zijn betekent: Licht-drager zijn.*

*Erken,
mens-zijn betekent: Licht-brenger zijn.*

*Want jij bent boodschapper van het Licht.
Want jij bent de drager van het Licht.*

Draag daarom jouw Licht uit.

*Wat helpt het de wereld,
als je het Licht in je opsluit?*

12. Hoofdstuk - Over jouw Zijn in het heel-Al

*Wat helpt het
alle andere wezens, als je
het niet doorgeeft?*

*Als Licht-brenger
moet je het Licht overbrengen.*

*Het is jouw verantwoordelijkheid,
dat je het Licht overbrengt,
dat je het Licht overbrengt
aan alle wezens
en
dat je met jouw Licht
de kosmos verlicht.*

Denk er altijd aan:

*Wie oren heeft, hij luistere.
Wie ogen heeft moet zien.
Wie het rijk Gods zoekt moet in zich keren.*

Want Gods rijk is in jou.

*Want je lichaam is de tempel
van jouw ziel.*

12. Hoofdstuk - Over jouw Zijn in het heel-Al

*Je beleeft alleen de consequenties
van je eigen handelen.*

*Je beleeft alleen
jouw eigen werkelijkheid.*

*Je beleeft alleen
wat je in je innerlijke wereld creëert.*

Jij zelf schept je eigen wereld.

*Je kunt niets en niemand
daarvoor verantwoordelijk stellen.*

*De tijd
van jammeren
en klagen
is over.*

*De hel bestaat niet meer.
De hel is door Liefde Licht geworden.*

*Want je bent al in het Licht,
Jij bent verlost Licht.*

Want jij bent in waarheid de verloste Lucifer.

12. Hoofdstuk - Over jouw Zijn in het heel-Al

*Dus klaag en jammer niet,
maar juich en jubel.*

*Wees blij en enthousiast,
want je bent bevrijdt.*

*Want je bent in het goud,
en je bent het goud.*

*Want je bent in het Licht,
en je bent het Licht.*

*Want alles is Licht, zoals jij in het Licht bent.
Want alles is klank, zoals jij in de klank bent.
Want alles is hemelse lofzang.*

*Lofprijs de naam van de heer eindeloos,
want alles streeft naar volmaaktheid.*

*Je bent niet op de wereld gekomen,
om te prediken en te missioneren,*

nee!

Je bent gekomen om te vervolmaken.

Zing dus mee
en wees in harmonie met alles.

Zing dus mee
en maak gebruik van elke gelegenheid.

Zing dus
jouw lofzang mee in het kosmische koor.

Verheug je eindeloos
en wees eindeloos gelukkig.

Verheug je,
je bent de Alfa en de Omega.

Verheug je,
je bent een uitdrukking
van de goddelijke Liefde.

Verheug je, het rijk der hemelen is nu hier.

Mens, wees blij,
je ontdekt het rijk der hemelen
weer in jou.

OM SAI RAM

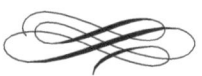

Over Steed Dölger:

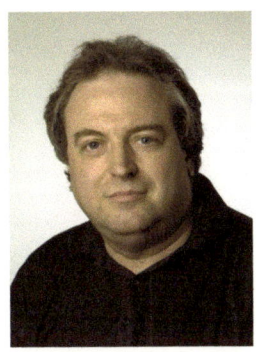

In zijn traditie worden mensen begeleid op hun weg naar het Licht, de gouden weg van het hart.

*In zijn Licht en in zijn Liefde herinneren mensen zich aan hun goddelijke afkomst. Ze ervaren via het *ken jezelf*, dat hun ware bestemming Liefde is.*

Contact

www.steed-doelger.de

Bij vragen kunt U zich wenden tot de vertaler:

Dorian-C.Schmidt@gmx.de

Liebe - Die Bestimmung des Menschen
(oorspronkelijke Duitse uitgave)

Vertalingen:
(tot 2016)

Love - The Nature of Man

Amour - La destinée de l'homme

Liefde - De bestemming van de mens

Amore - Il destino dell'uomo

Miłość – przeznaczenie człowieka

Любовь – Предназначение Человека

In voorbereiding:

Spaans, Grieks, Kroatisch